NOTE
SUR LES RAVAGES DU CHOLÉRA-MORBUS

DANS LES MAISONS GARNIES DE PARIS,

DEPUIS LE 29 MARS JUSQU'AU 1er AOUT 1832, (1)

ET SUR LES CAUSES

QUI PARAISSENT AVOIR FAVORISÉ LE DÉVELOPPEMENT DE LA

MALADIE DANS UN GRAND NOMBRE DE MAISONS.

PAR L.-R. VILLERMÉ.

Il n'était pas sans importance, à cause des conditions particulières dans lesquelles vivent les diverses
sortes d'individus qui sont logés dans les maisons

---

(1) Les élémens de ce travail ont été recueillis par l'administration de la police. Je les ai pris dans les documens suivans :

1° Douze cahiers de notes, un pour chaque arrondissement mu-
nicipal, sur la tenue et l'état de toutes les maisons garnies ; sur la
condition, l'aisance, la misère et les mœurs des individus logés
dans ces maisons, et sur chacun de ceux qui ont été attaqués du
choléra ;

2° Un rapport fait à M. le Préfet de police, par le chef du bureau
des maisons garnies ;

3° Et des réponses faites par le même chef de bureau à diverses
questions que je lui avais adressées, au nom de la commission
centrale de salubrité, lors de l'invasion du choléra dans cette capitale.

Le rapport dont je viens de parler sera publié bientôt, à la suite
du Compte rendu officiel des ravages du choléra dans la ville de
Paris et le département de la Seine.

garnies de cette capitale, de savoir si le choléra a fait ou non beaucoup de victimes parmi eux. Merveilleusement secondée par le zèle et l'intelligence de M. Allard, ancien commissaire de police, alors chargé de la surveillance des maisons garnies, l'administration a pu recueillir sur ce point si curieux des renseignemens positifs et complets, pour la période de temps qu'ils embrassent, du 29 mars au premier août 1832.

Voici le résultat des mesures qui ont été prises pour avoir ces renseignemens et pour arriver à la connaissance de tous les faits:

La population des établissemens garnis se compose 1° de personnes étrangères à la ville de Paris, que leurs affaires ou bien leur plaisir y amènent; 2° d'étudians entretenus par leurs familles; 3° d'ouvriers, pour la plupart très pauvres; 4° et d'un ramas de gens sans aveu, de vagabonds, de femmes publiques, de voleurs, vivant dans une continuelle débauche, et n'ayant d'ordinaire d'autres moyens d'existence que le produit incertain de leurs infamies.

Ces diverses classes de personnes se partagent les diverses espèces de maisons garnies. Les étrangers, les voyageurs proprement dits, les commerçans se logent dans les *hôtels* et *auberges*, les étudians dans les *maisons meublées*, les ouvriers dans des *chambrées communes*, et les voleurs, les vagabonds, les prostituées du plus bas étage, etc., vont chez les *logeurs à la nuit*.

Ces derniers passent continuellement d'une maison ou d'un quartier à un autre, soit pour échapper à la surveillance de la police, soit par un autre motif. Communément, ils ne passent pas plus d'une nuit dans le même endroit, et cette nuit, lorsqu'ils ne la passent point dans les repaires de la prostitution, leur coûte depuis 5 sous jusqu'à 15.

Les ouvriers, réunis en chambrées, au nombre de...... paient 5 à 6 francs par mois pour un lit, que deux hommes partagent d'ordinaire; la durée moyenne du séjour qu'ils y font est d'environ huit mois, et beaucoup d'entre eux ont des habitudes de tempérance et d'économie.

La position des personnes aisées qui habitent les bonnes maisons garnies est bien différente. Sans s'étendre sur ce sujet, sur lequel le lecteur ne peut rien apprendre, on dira que les étudians louent leur chambre au mois, au prix ordinaire de 15 à 40 francs, et demeurent, durée moyenne, près d'une année dans les mêmes maisons; que le temps que l'on reste dans les hôtels, où la chambre se paie depuis 3o sous jusqu'à 6 francs par jour, ne dépasse pas communément deux semaines, et que dans les auberges, où vont surtout les marchands en gros qui approvisionnent les halles, on reste au plus une semaine, lorsqu'on n'en part point le jour même de l'arrivée.

Quelques employés des administrations, quelques rentiers, et un certain nombre d'ouvriers, quoique demeurant habituellement à Paris, logent néanmoins dans les établissemens garnis, dont ils font environ 1/70 des habitans. Enfin, à quelque classe de la société qu'appartiennent les personnes logées dans ces établissemens, elles comptent peu de femmes, peu de vieillards et encore moins d'enfans. Les femmes forment environ 1/5 de la population des grands hôtels, 1/10 des petits hôtels et des auberges, 1/30 des maisons meublées, 1/90 des garnis en chambrées; mais jusqu'à 1/3 ou même davantage dans les maisons à la nuit.

Sur 3106 établissemens garnis, existant dans cette capitale pendant le mois de septembre 1832, des cas de choléra-morbus ont été constatés dans 965. (1)

La population de ces 3106 établissemens, à laquelle il faut ajouter celle de 65 autres, qui ont été fermés depuis le premier avril jusqu'au 30 septembre, a été de 32,434 personnes, terme moyen calculé d'après quatre recensemens mensuels, faits en avril, mai, juin et juillet, et combinés avec celui du mois de janvier 1832. Les logeurs et leurs familles ne sont point compris dans ce nombre.

La moitié ou environ de la population mobile, logée dans les maisons dont il s'agit, est composée d'ouvriers appartenant pour la plupart aux diverses sortes de travaux de construction (maçons, charpentiers, etc.); et parmi tous ces ouvriers il y en a communément, dans les temps ordinaires, près de 3000 sans occupation ou qui ne veulent point travailler. Enfin, les résultats des recherches portent à environ 5,500 le nombre des individus étrangers à la France.

On est d'abord étonné de ne trouver que 10 per-

---

(1) Il y en avait 3,171 au 1er avril. 65 ont été fermés dans l'intervalle.

sonnes par garni, terme commun; mais il y a des logeurs dont l'établissement n'occupe que deux à trois pièces ou même une seule chambre. Ceci explique comment on en a compté jusqu'à 3,106 dans 29,000 maisons ou environ.

A la nouvelle de l'invasion du choléra-morbus dans Paris, à la vue des cercueils qui parcouraient cette ville, l'épouvante s'est emparée des esprits, et une multitude de gens ont fui dès les premiers jours du mois de mars et pendant tout le mois d'avril. Cette émigration a surtout eu lieu aux dépens des maisons garnies, où les entrées journalières furent réduites à 500, tandis que les sorties s'élevaient de 900 à 1000. Mais l'équilibre s'est rétabli au bout d'environ sept semaines, et avant les premiers jours de juin, les sorties étaient déjà moins nombreuses que les entrées.

Sur les 32,434 individus logés en garnis, terme moyen, 2,542, ou 1 sur près de 14, ont été malades du choléra, du moins depuis le 29 mars jusqu'au premier août.

Sur les 2,542 malades de l'épidémie, 1,033 sont morts, soit chez les logeurs, soit dans les hôpitaux où l'administration les faisait suivre, soit ailleurs. C'est, relativement à la population qui les a fournis, 1 décédé sur 31.40, et, relativement aux malades, 1 sur 2.27.

On fera observer ici, d'ailleurs, qu'au 1er août la mortalité générale, produite par le choléra dans la ville de Paris, était d'un individu sur 46, si l'on n'a point égard à la diminution de population produite par l'émigration au commencement de l'épidémie. (1)

Par conséquent, tous les établissemens garnis pris dans leur ensemble ont plus souffert du choléra que la ville prise en masse; mais je ne saurais dire dans quelle proportion, à cause de l'émigration dont on vient de parler. Cela doit être noté avec d'autant plus de soin que la maladie a surtout choisi ses victimes parmi les vieillards, et que, comme on l'a déjà vu, il y a peu de vieillards dans les maisons garnies de cette capitale.

Les proportions générales que l'on vient de reconnaître ne pourraient pas faire apprécier, même approximativement, l'influence du choléra sur les différentes classes de personnes logées dans les maisons dont il s'agit. Mais en réunissant tous les faits des mêmes quartiers, et en les rapprochant par arrondissemens municipaux, on arrive à des résultats importans. On va les résumer (*Voir les tableaux*).

Ier *Arrondissement municipal.*

Les garnis du quartier des Tuileries sont de beaux, de bons hôtels, tenus très proprement, et habités par des gens riches ou au moins dans l'aisance (2); il n'y a même pas d'indigens, à bien dire,

---

(1) 17,076 décès cholériques, sur 785,862 personnes trouvées par le recensement de 1831.

(2) Il s'agit ici du quartier administratif, non de tout le voisinage des Tuileries. Une observation semblable s'applique à plusieurs quartiers qui tirent leur nom d'un monument ou d'une

dans ceux de la 5e. classe. Mais dans les quartiers des Champs-Élysées et de la place Vendôme, on en voit de mauvais, occupés par des gens placés dans de moins bonnes conditions de fortune, ou même par de pauvres ouvriers (1). Quant au quartier du Roule, une partie, appelée la Petite-Pologne, a un assez grand nombre de salés garnis, où se retirent des maçons, des chiffonniers, des ouvriers et ouvrières à la journée, etc., dont la vie se passe dans les privations ou bien dans l'ivrognerie ou les autres débauches.

Enfin, si l'on range les quatre quartiers du premier arrondissement, d'après la proportion croissante de leurs garnis malpropres, humides, insalubres, ou mieux d'après la proportion croissante des misérables qui les habitent, ces quartiers se placent ainsi :

Tuileries, bien avant les autres; place Vendôme

---

localité située à leur extrémité. Ainsi, la moitié de la place Vendôme, qui donne son nom à un quartier du premier arrondissement, fait partie du quartier du Palais-Royal, qui appartient au second arrondissement; tandis que le quartier de la place Vendôme s'étend, vers le nord, jusqu'au mur d'enceinte de la ville. Il y a même un quartier, celui de Saint-Thomas-d'Aquin, qui ne comprend point, dans sa circonscription, l'église dont il porte le nom.

(1) Surtout à Chaillot, pour le quartier des Champs-Élysées, et dans la rue Saint-Nicolas-d'Antin pour celui de la place Vendôme. Dans deux garnis de cette dernière rue, les nos 13 et 15, on a constaté 12 cas de l'épidémie. Ajoutons, pour le quartier des Tuileries, qu'on n'a point observé un seul cas de choléra dans les beaux hôtels des rues de Rivoli et Saint-Honoré, du moins jusqu'au 1er août.

et Champs-Elysées, à-peu-près sur la même ligne;
et Roule, bien après ces derniers.

Voici maintenant les effets de choléra-morbus
dans l'ensemble des garnis de chacun d'eux.

	1 malade sur,	1 mort sur,
Tuileries	110	85
Champs-Elysées	29	115
Place Vendôme	30	105
Roule	16	36.

Ainsi, les ravages du cho'éra dans les maisons
garnies du premier arrondissement, paraissent avoir
été, du moins jusqu'au 1er août, époque ou cessent
les observations, eu raison directe de la mauvaise
tenue de ces maisons, c'est-à-dire de la misère et du
nombre des pauvres qui s'y logent (1). On va voir si
la même chose a eu lieu dans les autres arrondissemens.

II⁰ Arrondissement.

Trois quartiers, Palais-Royal, Chaussée-d'Antin
et Feydeau, qui ont des garnis à-peu-près semblables pour les bonnes conditions qu'ils présentent
et pour l'aisance de ceux qui s'y logent, offrent

(1) Si les établissemens garnis du quartier des Champs-Elysées
font réellement ici une exception, cette exception, qui est d'ailleurs très peu sensible, a d'autant moins de valeur que la population des établissemens dont il s'agit est bien moins nombreuse
que celle des garnis des autres quartiers.

presque les mêmes résultats. Mais dans le faubourg Montmartre, où les garnis sont moins propres et reçoivent un grand nombre d'ouvriers dans des chambrées communes, la perte a été environ deux fois aussi considérable, toute proportion gardée.

IIIe *Arrondissement,*

Les garnis des quartiers Montmartre et du Mail, qui sont de bons hôtels ou de bonnes maisons meublées, ont eu le moins de malades et le moins de morts. Ceux du faubourg Poissonnière , quoique situés en général dans des rues larges, propres et aérées, ont cependant, proportion gardée, beaucoup plus souffert; mais pour la moitié ils ne logent que des ouvriers. Enfin, les garnis du quartier Saint-Eustache, dont la population se compose surtout de gens des halles, qui fréquentent les cabarets, travaillent de nuit, et n'ont, à bien dire, ni repos, ni conduite, ont eu la plus forte proportion des malades et des morts, 1 sur 19 et 41, tandis que dans le quartier Montmartre, qui est le plus voisin, on n'a pas compté plus d'un malade sur 118 et d'un décès sur 157.

IVe *Arrondissement.*

C'est dans le riche quartier de la Banque que sont les meilleures maisons garnies de cet arrondissement, et c'est là que le choléra a fait proportionnellement le moins de victimes. Viennent ensuite, sous le rapport de la bonne tenue et de l'aisance de ceux

qui les habitent, les garnis du quartier Saint-Honoré,
qui ont très peu souffert, bien qu'un certain nombre
soient des lieux de prostitution; puis les mauvais
garnis du quartier des Marchés, où les conditions
sont les mêmes que dans le quartier Saint-Eustache
et les résultats semblables ou presque semblables. Enfin, c'est dans le quartier du Louvre que se trouvent
le plus de garnis sales, humides, privés d'air et de
jour, et partant mal habités (1). Aussi est-ce là que
l'épidémie a fait le plus de ravages. On y a constaté
une mortalité douze fois aussi forte que dans les établissemens garnis du quartier de la banque.

Ve *Arrondissement.*

Les garnis du quartier Bonne-Nouvelle sont les
meilleurs; puis viennent ceux du quartier Montorgueil, dont la tenue générale est un peu moins
bonne, mais où se logent avec un plus grand nombre
d'ouvriers, à-peu-près les mêmes classes d'individus,
surtout des voyageurs du commerce. Les premiers
ont perdu 1766 de leurs habitans, et les seconds 1761;
tandis que dans ceux moins bons de la porte Saint-
Martin et du faubourg Saint-Denis, qui donnent
asile à beaucoup plus de pauvres, quelques-uns
même à des gens sans moyens certains d'existence,

____

(1) Les plus hideux sont ceux de la rue Saint-Germain-l'Au-
xerrois et des Prêtres.

principalement dans le dernier quartier, on a compté
1 décès cholérique sur 37 et sur 31.

VI⁴ *Arrondissement.*

C'est dans le quartier de la porte Saint-Denis que
les maisons garnies sont les plus propres et le mieux
habitées. Elles sont sous tous les rapports à très peu
près comme dans les quartiers Bonne-Nouvelle et
Montorgueil ; aussi la proportion des morts a-t-elle
été à-peu-près la même.

Viennent ensuite, dans l'ordre de l'accroissement
de la mortalité, les garnis des quartiers du Temple
et de Saint-Martin des Champs. Ces établissemens se
ressemblent beaucoup pour la tenue et reçoivent un
grand nombre de pauvres, d'ivrognes, de vagabonds,
de repris de justice ; seulement il y a, en général, un
peu plus de misère dans ceux du quartier Saint-
Martin des Champs, et d'immoralité dans ceux du
quartier du Temple. Ces derniers occupent d'ailleurs des rues plus propres, moins humides, plus
larges et mieux aérées. Aussi, la différence dans les
effets de l'épidémie n'a-t-elle pas été aussi grande que
la différence dans les conditions de localités, regardées
comme favorables à la santé, le ferait présumer.

Les garnis du quartier des Lombards sont en
grande partie dans le plus mauvais état. Situés dans
des rues extrêmement étroites, extrêmement sales,
et habités, pour beaucoup, par des malheureux plus
pauvres, plus dénués encore que ne le sont ceux qui
logent dans les garnis des deux quartiers précédens ;

26.

ils ont eu, proportion gardée, presque deux fois autant de malades et deux fois autant de morts. Dans un de ces établissémens, remarquable par la saleté et la profonde misère des habitans, pourtant peu nombreux, puisque les notes disent qu'il occupait quelques chambres seulement, on a constaté 12 cas de choléra, dont 6 ont été funestes. (1)

VIIe *Arrondissement.*

Les garnis du quartier du Mont-de-Piété, établis dans des rues plus larges, plus propres que ceux des autres quartiers, et d'ailleurs bien mieux tenus et bien mieux habités, ont eu à regretter 1752 de leur population. Mais, ceux en général malpropres, mal aérés, malsains des trois autres quartiers, où ne logent guère que des ouvriers employés aux constructions, et des cordonniers, des peintres en bâtimens, des chapeliers, des broyeurs de couleurs, des perruquiers, des couturières, avec des gens sans aveu, des vagabonds, des filous, des prostituées et leurs suppôts, en ont perdu 1751, 1727 et même 1715.

On remarquera que la mortalité a été exactement en raison des mauvaises conditions que présentent les garnis, excepté *peut-être* dans le quartier du marché Saint-Jean où ils ont le plus souffert.

VIIIe *Arrondissement,*

Les meilleurs garnis de cet arrondissement sont

---

(1) Rue de la Savonnerie, n. 14.

dans le Marais. Dans les autres quartiers ils ne sont occupés, à bien dire, que par des ouvriers; mais celui des Quinze-Vingts l'est par des ouvriers d'une classe particulière, des ébénistes, qui sont en général plus laborieux, moins pauvres et de meilleure conduite que les autres. Sur les 69 cholériques des garnis du faubourg Saint-Antoine, il y en a eu jusqu'à 57 dans la seule rue Sainte-Marguerite, où se trouvent les garnis les plus sales de l'arrondissement, qui sont habités par la fange de la population de Paris.

On a compté 1 décès sur:

29 habitans dans le quartier du Marais,

44 1/2 dans celui des Quinze-Vingts,

57 dans celui de Popincourt, et sur

25 dans le faubourg Saint-Antoine.

Par conséquent, la mortalité dans les garnis du quartier du Marais, a été extrêmement forte malgré l'aisance d'une grande partie de leurs habitans. C'est le seul exemple semblable.

IX. *Arrondissement.*

Il faut commencer par faire abstraction de l'Ile Saint-Louis, dont la population des garnis, qui n'a pas eu un seul décès, est si petite (de 61, pas d'avantage), que l'on n'en saurait rien déduire. Faisons observer, d'ailleurs, que les garnis de l'Ile Saint-Louis ne donnent pas asile à des misérables comme ceux des trois autres quartiers.

Dans celui de l'Arsenal, une partie des établisse-

miens dont il s'agit est occupée par des officiers de la
garnison, et la mortalité, quoique forte, y a été
bien moindre que dans les garnis de l'Hôtel-de-Ville
et de la Cité, où la perte, occasionée par le choléra,
est véritablement effrayante. Mais ces derniers sont
presque tous des cloaques.

Afin que l'on ne puisse nous accuser d'exagérer
leur mauvais état, on va copier quelques-unes des
notes de l'administration de la police sur chacun
d'eux.

Et d'abord pour l'un de ceux de la rue de la Mortellerie (quartier de l'Hôtel-de-Ville), qui laissent le
moins à desirer :

« Garni tenu assez bien ; mais la maison est pro-
« fonde et humide ; l'escalier sombre et étroit, l'allée
« mal pavée, et les murs (de l'intérieur des cham-
« bres ou cabinets) noirs et salpêtrés. »

Voici maintenant pour l'un des plus mauvais de
la même rue :

« Allée profonde et sombre, malpropreté inté-
« rieure affreuse, défaut d'air par l'impossibilité
« d'ouvrir les fenêtres, cloisons et murs en ruine ;
« on laisse séjourner l'urine dans les chambrées. »(1)

Je pourrais en citer d'autres du même quartier,
dans les cours desquels séjournaient toutes sortes
d'immondices et jusqu'aux eaux qui découlent des
plombs et fosses d'aisance (2) ; où les latrines, tou-

____

(1) Le premier garni est au n. 64, et le second au n. 58.
(2) Rue Saint-Eloi, n. 23.

jours découvertes, touchaient les chambres et cabinets, et y répandaient ainsi la puanteur et l'humi-
dité (1); où les plombs ne laissaient rien passer et
dégorgeaient directement les ordures et les eaux ménagères dans des escaliers en ruine (2), etc.

Eh bien! tant hideux que soient de pareils garnis,
ceux de la Cité le sont encore davantage. Il y en
avait dont les cabinets ou chambres ne prenaient
de jour, si l'on peut ainsi parler, que sur une cour
de trois pieds de diamètre, dans laquelle descendaient
des plombs, obstrués par toutes sortes d'immondices
et même des matières fécales (3); d'autres où l'infil-
tration des eaux ménagères et des latrines avait lieu
jusque dans les *chambrées* (4); un autre où l'on
voyait les ordures des lieux d'aisances refluer sur
l'escalier, et où, en guise de vitres aux fenêtres des
chambrées il y avait du papier huilé (5). Enfin, plusieurs fois les inspecteurs de police, que leurs devoirs
appelaient dans ces cloaques, ont été comme suffo-
qués en entrant dans les chambres, et forcés d'en
sortir momentanément pour prendre l'air.

Après ces détails, il est bien inutile de parler de
la misère profonde de ceux qui habitent de semblables maisons; on ne s'y loge point lorsqu'on peut

(1) Rue des Barrés, n. 30; rue de la Mortellerie, n. 41, 80
et 132.
(2) Rue de la Mortellerie, n. 40, 41, 95, 114.
(3) Rue des Barrés, n. 9.
(4) Rue de la Licorne, n. 10.
(5) Rue des Marmouzets, n. 23.

aller ailleurs. Mais il existe cette grande différence entre les malheureux logés dans les garnis des quartiers de l'Hôtel-de-Ville et de la Cité, que les premiers sont en général des ouvriers laborieux, très souvent économes, et les seconds tout ce qu'il y a de plus dépravé dans Paris, et véritablement la lie de la société. Aussi, les plus grands ravages du choléra parmi la population mobile des garnis du neuvième arrondissement, s'observent-ils dans les deux quartiers de l'Hôtel-de-Ville et de la Cité; mais surtout dans le dernier, où l'on a compté jusqu'à 1 malade de l'épidémie sur 4 1/2 individus et 1 mort sur 8 1/2.

Xe *Arrondissement.*

Les garnis du quartier de la Monnaie, qui ont le moins souffert, sont tous ou presque tous bien tenus et regardés comme salubres. Des élèves en médecine habitent plusieurs d'entre eux, et, dans presque aucun, il n'y a d'indigens.

Vient ensuite le quartier des Invalides. On pourrait s'étonner, en considérant la forte proportion de ses garnis pauvres et en se rappelant les ravages si grands de l'épidémie dans ce quartier, de ne point voir ici le *maximum* des décès; mais beaucoup d'officiers de la garnison occupent les garnis dont il s'agit.

Les deux autres quartiers ont eu, proportion gardée, le plus de malades et le plus de morts. On pourrait également en être surpris; néanmoins, l'étonnement cesse quand on sait que pour le faubourg

Saint-Germain, près de la moitié des décès, 8 sur 18, ont eu lieu dans une seule maison, citée comme l'un des plus dégoûtans repaires de prostitution, et où logent aussi, dans des cabinets humides et infects, des chiffonniers et des voleurs (1). Quant aux garnis du quartier de Saint-Thomas d'Aquin, relégués presque tous dans les rues du Petit-Bac, de Sainte-Placide, des Vieilles-Tuileries, de Sèvres, des Bro-deurs et Traverse, ils ne reçoivent que des gens de la basse classe, et même des chiffonniers et des filles pu-bliques.

Ainsi s'expliquent des résultats qui paraissent d'abord en opposition avec les précédens, mais qui ne le sont point.

XIe *Arrondissement.*

Les garnis du quartier de l'Ecole de Médecine, où logent principalement les élèves de cette école ou bien de l'Ecole de Droit, sont les moins mal tenus et les mieux habités de l'arrondissement, et aussi ceux qu'a le plus épargnés l'épidémie. Ceux du quartier de la Sorbonne se placent, sous tous les rapports, immédiatement après. Puis, viennent les garnis du quartier du Luxembourg, dont beaucoup, situés dans les rues étroites et humides de la portion basse de ce quartier, se composent de chambrées malpro-pres; aussi, est-ce dans ces derniers que la perte a

----

(1) Rue du Bac, n. 55.

été la plus forte. Quant aux garnis du quartier du
Palais-de-Justice, où s'observe pour l'arrondissement le *maximum* proportionnel de la mortalité,
leur population ne s'élevant pas à plus de 58, on ne
peut en tenir compte.

XIIe *Arrondissement.*

Les garnis du quartier Saint-Marcel, situés presque
tous dans des rues bien aérées et logeant des ouvriers
corroyeurs, tanneurs, maroquiniers, etc., dont les
salaires sont bons et le travail toujours assuré, ont
peu souffert du choléra, et même, moins que beaucoup de garnis mieux tenus et mieux habités. Il faut
d'ailleurs ajouter que leur population est une des
plus faibles.

Vient après, dans l'ordre de la proportion des
misérables comme dans l'ordre de l'accroissement de
la perte, le quartier de l'Observatoire; puis celui
Saint-Jacques, dont les garnis sont fréquentés par
des étudians dans la partie attenante au onzième
arrondissement, et dans le reste par des chiffonniers
et un ramas d'indigens adonnés à tous les vices.

Quant aux garnis du quartier du Jardin-du-Roi,
ce sont des cloaques, habités par ce qu'il y a de plus
pauvre, de plus sale, de plus abject dans cette capitale, surtout entre les rues Traversine et Saint-
Victor. Tout y a la plus grande ressemblance avec
les garnis de la Cité. Aussi, la proportion des malades et celle des morts y ont-elles été à-peu-près
les mêmes.

Telles sont, en abrégé, les observations de M. Allard sur les garnis des divers quartiers de chaque arrondissement de Paris. Elles sont puisées dans la connaissance de ces établissemens et justifiées par les notes qui ont été recueillies sur chacun d'eux, à l'occasion du choléra.

Il en résulte que les ravages de la maladie ont été en raison des causes flagrantes d'insalubrité que ces lieux présentaient, et de l'état de pauvreté, de misère de leurs habitans, surtout lorsque ces lieux servaient à la prostitution.

Aux exemples qu'on en a déjà donnés, en parlant des garnis des faubourgs Saint-Antoine et Saint-Germain, on ajoutera que neuf des repaires dont il s'agit, situés rue Traversine, quartier Saint-Jacques et du Jardin-du-Roi, ont eu, jusqu'au premier août, 41 personnes atteintes de l'épidémie, dont 31 ont succombé, et que les notes mentionnent encore d'autres établissemens de la même catégorie qui ont chacun depuis 4 morts jusqu'à 7, 8, 10 et 11. (1)

---

(1) Rue Saint-Laurent, n. 24, faubourg Saint-Denis, 4 morts sur 9 malades ; — rue Jean-de-l'Epine, n. 12, quartier des Arcis, 5 morts sur 5 malades ; — rue du Paon, n. 5, quartier du Jardin-du-Roi, 5 morts sur 6 malades ; — rue de la Licorne, n. 12, dans la Cité, 5 morts sur 11 malades ; — rue des Canettes, n. 9, quartier du Luxembourg, 7 morts sur 11 malades ; — rue Neuve-Saint-Médard, n. 15, quartier du Jardin-du-Roi, 7 morts sur 13 malades ; — rue des Marmouzets, n. 26 et 23, dans la Cité, 8 morts sur 11 et 15 malades ; — rue aux Fèves, n. 14, même quartier, 10 morts sur 18 malades ; — Rue du Mûrier, n. 15, quartier du Jardin-du-Roi, 11 morts sur 12 malades, etc., etc.

Il faut, d'ailleurs, observer que ces garnis, qui ont donné tant de morts et de malades, n'occupaient pas tous, à beaucoup près, des maisons entières, et ne pas craindre de répéter ce qui a été dit déjà, du moins implicitement, que les autres garnis aussi sales et habités par des gens aussi misérables, mais qui ne faisaient point métier de la prostitution, n'ont pas, proportion gardée, autant souffert de l'épidémie.

Il résulte de ces derniers faits que le choléra, en choisissant surtout ses victimes parmi ceux que leur immoralité, autant que leur misère, porte à commettre de fréquens attentats contre la société, a dû épurer celle-ci. C'est un bien petit avantage, en comparaison du mal immense occasioné par la maladie.

Mais revenons aux arrondissemens de Paris. Si l'on rapproche les plus opposés, sous le rapport qui nous occupe, on acquiert une nouvelle démonstration, par la grande différence des résultats, que l'épidémie cholérique a particulièrement frappé, du moins dans les garnis de cette capitale, les gens sans moyens certains d'existence, et parmi les pauvres, ceux qui sont dans le plus grand dénuement.

Ainsi, dans les établissemens garnis des 7°, 9° et 12° arrondissemens, où logent tant de misérables du genre dont il s'agit, la moyenne des personnes atteintes du choléra a été, pour les trois arrondissemens réunis, d'un individu sur 9, et celle des morts d'un sur 19; tandis que dans les 1er, 2° et 3° arrondissemens, qui forment l'autre catégorie, on n'a pas compté, également en moyenne, plus d'un malade sur 31 et d'un mort sur 97. En d'autres termes, dans les trois arrondissemens où les garnis sont principalement des hôtels ou des maisons bien tenues et bien habitées, il y a eu trois fois et demi moins de malades et cinq fois moins de morts, que dans ceux si mal tenus et si mal habités des 7ᵉ, 9ᵉ et 12ᵉ arrondissemens.

Ces différences sont énormes. Mais si l'on oppose entre eux deux quartiers dont les garnis offrent, sans mélange ou presque sans mélange, d'une part, les meilleures conditions, et, d'autre part, les pires, par exemple, le quartier des Tuileries à celui de la Cité, on trouve des différences bien plus considérables encore, comme 1 malade sur 137 et 1 mort sur 183, contre 1 sur 4 1/2 et sur 8 1/2; c'est-à-dire, pour le quartier de la Cité, 30 fois plus de malades et 21 à 22 fois plus de morts, proportion gardée avec le nombre des habitans, que pour le quartier des Tuileries.

Enfin, les inductions auxquelles conduisent tous les faits rapportés jusqu'ici, sont merveilleusement confirmées par le résumé du nombre d'établissemens garnis de chaque classe, dans lesquels le choléra-morbus s'est montré.

Il en résulte :

Que sur 102 établissemens de première classe, habités par des personnes de distinction, par des membres du corps diplomatique et par de riches étrangers, on a observé la maladie dans 4 seulement.

Que sur 227 hôtels ou maisons de seconde classe, où logent des députés, des propriétaires, des négo-

cians, des officiers supérieurs et des voyageurs, 19, ou
1712 environ ont été atteints.

Que sur 1566 établissemens de troisième classe,
fréquentés par des marchands, des fermiers, des
rentiers, des petits propriétaires, des employés, des
officiers ordinaires, des étudians, des voyageurs du
commerce, des commis, des artisans, et même des
domestiques et des simples militaires, 289, ou près
du 6ᵉ ont eu des malades.

Que sur 954 établissemens de quatrième classe,
habités, en général, par de pauvres ouvriers, dont
beaucoup se réunissent dans des chambrées communes, l'épidémie a fait invasion dans 499, ou dans un
peu plus de la moitié.

Et que sur 256 *maisons à la nuit* ou autres établissemens habités par des gens sans profession utile,
sans moyens assurés d'existence, par des prostituées,
par des ivrognes, des suppôts de débauche, en un
mot par ce qu'il y a de plus intempérant, de plus
immoral, et communément de plus pauvre, de plus
dénué dans la population flottante de Paris, le choléra en a attaqué 154, ou très sensiblement plus de
la moitié.

En d'autres termes, si l'on ramène à 100 tous les
établissemens garnis de chaque classe, on trouve qu'il
y a eu des malades cholériques dans

     4 de la première classe,
     8 à 9 de la seconde,
     19 de la troisième,
     52 de la quatrième,
et   60 de la cinquième.

J'aurais voulu joindre à ces détails d'autres détails aussi précis sur la proportion des malades et des
morts dans l'ensemble de chacune de nos cinq classés
d'établissemens garnis ; mais les renseignemens fournis
à la commission centrale ne le permettant que d'une
manière fort incomplète, et, d'un autre côté, l'administration ayant ôté à M. Allard la direction du
bureau des hôtels et maisons garnis, pour lui en donner
une autre, il ne m'a pas été possible de faire mieux.
Voilà l'unique cause qui a forcé d'arrêter les recherches au premier août 1832, époque depuis laquelle, il est vrai, le choléra a fait peu de ravages
dans Paris.

Toutefois, si l'on range entre eux, à la suite les uns
des autres, dans l'ordre de la mortalité croissante,
occasionée, dans les hôtels et maisons garnis, par le
choléra-morbus, soit les divers arrondissemens de
Paris, soit les quatre quartiers de chaque arrondissement, on trouve qu'ils se placent, *en général,* dans
l'ordre suivant lequel s'accroît la proportion des établissemens garnis de 4e et 5e classés, c'est-à-dire des
établissemens occupés par les pauvres. On en a la
preuve dans l'examen et le rapprochement des deux
tableaux qui accompagnent ce travail. Enfin, les exceptions que l'on y peut remarquer infirment d'autant
moins la conclusion, que les détails donnés sur les
garnis de chaque arrondissement expliquent la plupart de ces exceptions, ou mieux les font disparaître.

On observera, d'ailleurs, que le nombre des individus logés dans un établissement garni, diminue en
général à mesure que l'on descend de la première

classe à la dernière ; d'où il faut conclure que l'influence fâcheuse de la misère, de ses privations et des sales débauches auxquelles elle s'abandonne parfois, a vraisemblablement été atténuée dans ce travail, loin d'avoir été exagérée.

Ajoutons, d'après M. Allard, que nous sommes réduits à croire de confiance sur ces points :

Que, dans les premiers temps du choléra, les établissemens garnis bien tenus et habités par des gens riches ou aisés ont été plus épargnés, relativement aux autres, que lors de la recrudescence du mois de juillet.

Que les logeurs recevant les ouvriers et d'autres pauvres ont, ainsi que leur famille, payé un large tribut à la maladie. (1)

Et que les cas de choléra constatés par la police dans les maisons garnies de cette capitale, étaient plutôt au-dessous qu'au-dessus de leur nombre réel. M. Allard en donne pour raisons l'intérêt qu'avaient les logeurs à cacher l'invasion de l'épidémie chez eux, pour ne point faire tort à leurs établissemens, et l'impossibilité de suivre, au sortir de ceux-ci, toutes les personnes que le choléra y avait atteintes,

---

(1) Ainsi, depuis le 29 mars jusqu'au 1er août, on n'aurait pas compté moins de 277 personnes atteintes du choléra, dont 123 sont mortes, parmi les logeurs et leurs familles. Malheureusement nous ignorons le chiffre de leur population ; et aujourd'hui que la maladie a cessé ses ravages, il serait d'autant moins possible d'arriver à un résultat certain sur le chiffre dont il s'agit, que, dans le temps, M. Allard n'a pu le connaître.

surtout pour les habitans des maisons à la nuit, qui changent si fréquemment de nom, et pour ceux d'un certain nombre de misérables garnis dont les logeurs eux-mêmes avaient été enlevés par la maladie.

Terminons en disant que l'administration a réuni ses efforts à ceux des commissions de salubrité des quartiers de Paris pour faire cesser, autant qu'il était possible, les causes d'insalubrité flagrante de beaucoup de maisons garnies des deux dernières classes; ce qui ne permettrait plus, sans doute, si l'on en faisait aujourd'hui une nouvelle visite, de les retrouver généralement en aussi mauvais état qu'elles étaient au commencement de 1832.

TABLEAU RÉCAPITULATIF

par arrondissemens et par quartiers, des cas de choléra et des décès occasionés par cette maladie, qui ont eu lieu depuis le 29 mars jusqu'au 1er août 1832, aux dépens des habitans des Hôtels et Maisons garnis de la ville de Paris.

ARRONDISSEMENS	DÉSIGNATION des QUARTIERS	Population mobile moyenne, logée dans les maisons garnies	INDIVIDUS — ATTEINTS Nomb.	ATTEINTS Proportion relativement à la popul. moyenne (1 sur…)	DÉCÉDÉS Nomb.	DÉCÉDÉS Proportion à la populat. moyenne (1 sur…)	DÉCÉDÉS au nomb. des malades (1 sur…)	Logeurs, femmes et enfans de logeurs morts du choléra
Ier	Roule	825	54	16.18	23	35.87	2.35	6
	Champs-Élysées	347	12	28.92	3	115.67	4.00	1
	Place Vendôme	842	28	30.08	8	105.25	3.50	»
	Tuileries	550	5	110.00	3	183.33	1.67	»
		2,564	99	25.90	37	69.30	2.68	7
IIe	Palais-Royal	722	19	48.53	6	120.33	3.16	2
	Faubourg-Montmartre	985	85	11.58	14	70.36	6.07	3
	Chaussée-d'Antin	470	12	39.17	3	156.67	4.00	»
	Feydeau	620	10	62.00	5	124.00	2.00	1
		2,797	106	22.20	28	99.89	4.50	6
IIIe	Faubourg-Poissonnière	426	15	28.39	8	53.25	1.88	1
	Mail	715	6	119.16	6	119.16	1.00	1
	Saint-Eustache	366	19	19.27	9	40.67	2.11	1
	Montmartre	472	4	118.00	3	157.33	1.53	»
		1,979	44	45.43	26	76.12	1.71	3
IVe	Saint-Honoré	800	37	21.62	6	133.33	6.16	1
	Louvre	494	61	8.10	43	11.49	1.42	6
	Banque de France	1,242	45	49.82	9	138.00	5.00	3
	Marchés	356	20	17.80	9	39.55	2.22	»
		2,892	163	17.74	67	43.15	2.43	16
Ve	Porte Saint-Martin	809	37	27.29	22	36.77	1.68	4
	Faubourg-Saint-Denis	451	48	9.37	15	30.07	3.20	3
	Bonne-Nouvelle	592	24	24.67	9	65.72	2.67	2
	Monturgueil	727	38	19.13	12	60.58	3.16	2
		2,579	147	17.41	58	44.47	2.53	11
VIe	Porte-Saint-Denis	904	45	20.18	13	69.54	3.45	1
	Saint-Martin-des-Champs	903	53	17.04	26	34.74	2.04	1
	Temple	667	41	16.27	17	39.24	2.41	3
	Lombards	523	54	9.66	28	18.68	1.93	1
		2,997	193	15.53	84	35.68	2.30	6
	A reporter	15,808	772		300			43

ARRONDISSEMENS	DÉSIGNATION des QUARTIERS	Population mobile moyenne, logée dans les maisons garnies	INDIVIDUS — ATTEINTS Nomb.	ATTEINTS Proportion relativement à la popul. moyenne (1 sur…)	DÉCÉDÉS Nomb.	DÉCÉDÉS Proportion à la populat. moyenne (1 sur…)	DÉCÉDÉS au nomb. des malades (1 sur…)	Logeurs, femmes et enfans de logeurs morts du choléra
	Report	15,808	772		300			43
VIIe	Sainte-Avoie	691	61	1.34	22	31.41	2.77	»
	Mont-de-Piété	209	15	13.93	4	52.25	3.75	1
	Marché-Saint-Jean	555	53	10.47	37	15.00	1.30	7
	Arcis	1,397	133	10.50	51	27.40	2.60	3
		2,852	262	10.89	114	25.02	2.30	11
VIIIe	Marais	348	21	16.57	12	29.00	1.75	2
	Quinze-Vingts	624	34	18.38	14	44.57	2.43	3
	Faubourg-Saint-Antoine	831	69	12.04	36	23.08	1.92	2
	Popincourt	715	76	9.41	19	37.32	4.00	4
		2,518	200	12.59	81	31.09	2.47	11
IXe	Hôtel-de-Ville	1,489	253	5.89	113	13.18	2.11	17
	Ile-Saint-Louis	61	2	30.50	»	»	»	»
	Arsenal	441	50	8.82	26	16.95	1.92	8
	Cité	696	148	4.43	81	8.59	1.82	4
		2,687	453	5.93	220	12.21	2.06	29
Xe	Monnaie	935	40	23.37	20	46.75	2.00	3
	Saint-Thomas-d'Aquin	830	59	14.07	29	28.62	2.03	2
	Faubourg-Saint-Germain	401	32	12.52	18	22.28	1.78	2
	Invalides	654	39	16.77	18	36.33	2.17	»
		2,820	170	16.59	85	33.18	2.00	7
XIe	École-de-Médecine	886	26	34.08	14	63.29	1.86	4
	Luxembourg	537	39	13.81	16	33.56	2.44	»
	Sorbonne	1,232	73	16.32	30	41.07	2.43	5
	Palais de Justice	38	5	7.60	2	19.00	2.50	»
		2,693	143	18.83	62	43.44	2.31	9
XIIe	Jardin du Roi	713	112	6.37	70	10.19	1.60	4
	Saint-Jacques	1,578	153	10.31	78	20.23	1.96	2
	Observatoire	451	37	12.19	16	28.19	2.31	2
	Saint-Marcel	314	40	7.85	7	44.84	5.71	5
		3,056	342	8.94	171	17.87	2.00	13
		32,434	2,342	13.85	1,033	31.40	2.27	123

TABLEAU NUMÉRIQUE

Par quartiers, des Hôtels et Maisons garnis atteints du choléra, et contenant la répartition de ces établissemens, d'après leur classement fait le 30 septembre 1832.

Première partie (gauche)

N°s des Arrond.	DÉSIGNATION des QUARTIERS.	NOMBRE de GARNIS. Tot. atteints	1re classe. tot.	att.	2e classe. tot.	att.	3e classe. tot.	att.	4e classe. tot.	att.	5e classe. tot.	att.
1er	Roule.	119	29	»	»	3	»	88	5	17	17	11	7
	Champs-Elysées.	47	7	»	»	22	»	17	3	4	4	4	»
	Place Vendôme.	103	15	34	1	16	3	46	4	7	7	»	»
	Tuileries.	80	3	27	»	19	1	27	»	1	»	6	2
2e	Palais-Royal.	98	13	5	1	22	3	68	6	2	2	1	1
	Faub. Montmartre.	85	24	»	»	5	»	46	9	32	13	2	1
	Chaussée-d'Antin	77	7	8	2	3	1	63	3	2	2	1	1
	Feydeau.	96	7	14	»	14	2	68	7	»	»	»	2
3e	Faub. Poissonnière.	51	8	»	»	2	»	24	1	25	7	»	»
	Mail.	62	5	2	»	22	2	38	3	»	»	»	»
	Saint Eustache.	46	15	»	»	3	»	23	5	19	10	1	»
	Montmartre.	52	4	»	»	6	»	44	3	1	»	1	1
4e	Saint-Honoré	71	25	»	»	4	»	39	8	16	9	12	8
	Louvre	42	27	»	»	1	»	19	9	19	16	3	2
	Banque de France.	98	39	»	»	33	3	58	19	3	3	4	4
	Marchés.	37	11	»	»	»	2	24	1	12	9	1	1
5e	Porte-St.-Martin.	63	18	»	»	»	»	29	1	23	11	10	6
	Faub.-St.-Denis.	44	24	»	»	»	»	11	2	29	18	4	4
	Bonne Nouvelle.	44	12	»	»	2	»	33	4	7	7	3	1
	Montorgueil.	59	19	»	»	1	»	34	10	23	9	»	»
6e	Porte-Saint-Denis	53	16	»	»	1	2	32	3	11	5	9	8
	S.-Martin-des-Cha.	44	20	»	»	1	»	8	3	15	10	19	7
	Temple.	58	27	»	»	»	»	22	5	20	16	16	8
	Lombards.	49	17	»	»	1	»	17	3	25	12	6	2
	A reporter.	1,576	382	90	2	181	13	878	115	313	187	114	65

OBSERVAT.

1re classe. Grands hôtels.
2e classe. Petits hôtels.
3e classe. Auberges et maisons meublées.
4e classe. Garnis occupés par des ouvriers.
5e classe. Logeurs à la nuit.

Deuxième partie (droite)

N°s des Arrond.	DÉSIGNATION des QUARTIERS.	NOMBRE de GARNIS. Tot. atteints	1re classe. tot.	att.	2e classe. tot.	att.	3e classe. totaux	att.	4e classe. tot.	att.	5e classe. tot.	att.
	Report.	1,576	382	90	2	181	13	878	115	313	187	114	65
7e	Sainte-Avoie	46	25	»	»	»	»	14	4	24	13	8	8
	Mont-de-Piété	18	8	»	»	»	»	12	2	4	4	2	2
	Marché Saint-Jean.	47	22	»	»	»	»	17	3	27	16	3	3
	Arcis	79	41	»	»	»	»	17	12	53	27	9	2
8e	Marais.	29	14	1	»	2	»	6	6	17	7	3	1
	Quinze-Vingts	53	19	»	»	»	»	12	10	39	7	2	2
	Faub. St.-Antoine	47	18	»	»	»	»	4	1	31	7	12	10
	Popincourt	66	26	»	»	1	»	7	4	43	13	15	9
9e	Hôtel-de-Ville.	133	76	»	»	»	»	16	4	113	72	4	»
	Ile-Saint-Louis	6	1	»	»	»	»	6	1	»	»	»	»
	Arsenal	66	27	»	»	»	»	38	10	25	15	3	2
	Cité	52	33	»	»	»	»	18	8	23	17	11	8
10e	Monnaie	103	29	1	1	17	2	62	15	22	11	1	»
	St.-Thom.-d'Aquin.	74	28	1	4	6	1	31	15	30	8	6	4
	Faub. St.-Germain.	58	13	5	»	15	2	28	7	8	2	2	2
	Invalides.	63	19	»	»	»	»	29	7	29	7	5	5
11e	Ecole de Médecine.	128	16	»	»	3	1	125	15	»	»	»	»
	Luxembourg.	49	9	4	1	2	»	24	»	19	8	»	»
	Sorbonne.	126	39	»	»	»	»	113	29	11	9	2	1
	Palais de Justice.	7	3	1	»	»	»	6	3	»	»	1	»
12e	Jardin du Roi	37	30	»	»	»	»	13	2	30	21	14	7
	Saint-Jacques.	130	55	»	»	»	»	48	6	56	37	26	12
	Observatoire	56	18	»	»	»	»	26	7	23	4	7	7
	Saint-Marcel.	57	14	»	»	»	»	16	3	15	7	6	4
	Totaux	3,105	965	102	4	227	19	1566	289	955	499	256	154

OBSERVAT.

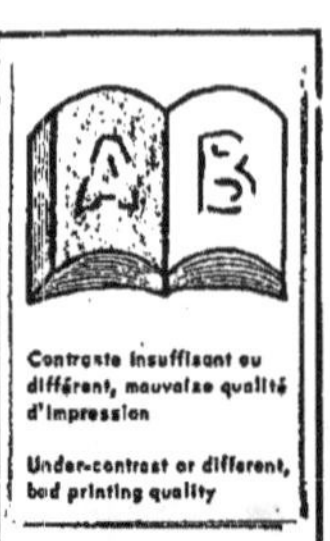
Contraste insuffisant ou différent, mauvaise qualité d'impression

Under-contrast or different, bad printing quality

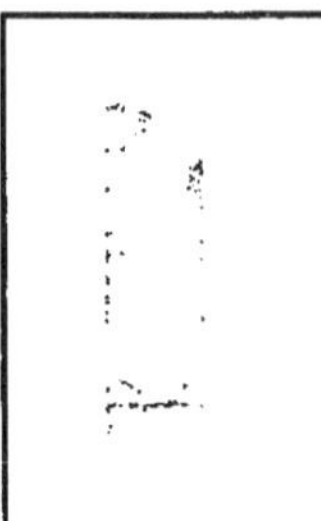